www.ingramcontent.com/pod-product-compliance
Lightning Source LLC
Chambersburg PA
CBHW060337290526
45793CB00003B/652
* 9 7 8 1 4 3 5 7 8 4 2 6 0 *